Margarita Cruz Tellez
Saúl Agustín Sosa Castelán
Olivia Tello Butrón

Una intervención, para reducir grasa corporal en niños escolares

AF301934

Margarita Cruz Tellez
Saúl Agustín Sosa Castelán
Olivia Tello Butrón

Una intervención, para reducir grasa corporal en niños escolares

Sindicado de Personal Académico de la UAEH

Editorial Académica Española

Imprint
Any brand names and product names mentioned in this book are subject to trademark, brand or patent protection and are trademarks or registered trademarks of their respective holders. The use of brand names, product names, common names, trade names, product descriptions etc. even without a particular marking in this work is in no way to be construed to mean that such names may be regarded as unrestricted in respect of trademark and brand protection legislation and could thus be used by anyone.

Cover image: www.ingimage.com

Publisher:
Editorial Académica Española
is a trademark of
Dodo Books Indian Ocean Ltd. and OmniScriptum S.R.L publishing group

120 High Road, East Finchley, London, N2 9ED, United Kingdom
Str. Armeneasca 28/1, office 1, Chisinau MD-2012, Republic of Moldova, Europe
Printed at: see last page
ISBN: 978-613-9-40647-0

Copyright © Margarita Cruz Tellez, Saúl Agustín Sosa Castelán, Olivia Tello Butrón
Copyright © 2024 Dodo Books Indian Ocean Ltd. and OmniScriptum S.R.L publishing group

Presentación

El presente libro, permite dar un enfoque del trabajo de investigación realizada con niños escolares realizando una intervención con entrenamiento de fuerza muscular para reducir la grasa corporal en una población escolar, específicamente en una primaria del Estado de Hidalgo, México.

La Organización Mundial de la Salud (OMS), define la obesidad como una acumulación anormal o excesiva de grasa que constituye un riesgo para la salud. El aumento del sobrepeso y la obesidad en la niñez es un problema para la salud pública en países industrializados y en desarrollo.

La Encuesta Nacional de Salud y Nutrición (ENSANUT) 2018-2019 comprobó que el sobrepeso y la obesidad siguen siendo un problema altamente prevalente en la población mexicana en todas las regiones del país y en áreas urbanas y rurales. Para medir cambios en prácticas alimentarias, se requieren instrumentos que midan conocimiento, consumo, habilidades culinarias, hábitos y gastos en alimentos en las escuelas privadas o del sector público.

Como se puede ver, el sobrepeso y la obesidad, es una enfermedad crónica de comportamiento epidemiológico, en el que se ve principalmente afectada la población infantil, en las distintas etapas del crecimiento.

Por otro lado, la obesidad se convierte en una enfermedad crónica, con riesgo de presentar comorbilidades en la edad adulta, acompañado de trastornos metabólicos graves como la resistencia a la insulina, la dislipidemia, la hipertensión arterial, la diabetes mellitus tipo 2. Los factores que contribuyen a su desarrollo son el sedentarismo, los factores sociales, nutricionales y culturales.

A pesar de que existen estudios sobre el sobrepeso y obesidad en niños escolares la Secretaría de Educación Pública, no ha encontrado un plan de prevención efectivo para una detección oportuna que brinde seguimiento en caso de tener factores de riesgo. Es por ello, que nace la idea de realizar una intervención que permitida descubrir si el ejercicio físico, genera cambios en el peso y talla de los niños.

Índice

Índice de Figuras y Gráficos

Índice de Abreviaturas

Acrónimos Y Abreviaturas	Definición
OMS	Organización Mundial de la Salud
ENSANUT	Encuesta Nacional de Salud y Nutrición
IMC	Índice de Masa Corporal
UNICEF	Fondo de las Naciones Unidas para la Infancia
CDC	Centro de Control y Prevención de Enfermedades
ECNT	Enfermedades Crónicas No Transmisibles
AMP	Asociación Mexicana de Pediatría
SSA	Secretaría de Salud
NOM	Norma Oficial Mexicana
SPSS	Statistical Package for the Social Sciences
CDN	Convención Derechos del Niño
LGDNNA	la Ley General de los Derechos de Niñas, Niños y Adolescentes
SIPINNA	Sistema Nacional de Protección Integral de Niñas y Niños Adolescentes
SM	Síndrome Metabólico
RI	Resistencia a la Insulina
TA	Tensión Arterial

Capítulo 1. Introducción

La Organización Mundial de la Salud (OMS) define la obesidad como una acumulación anormal o excesiva de grasa que constituye un riesgo para la salud. (1)(2) El aumento del sobrepeso y la obesidad en la niñez es un problema para la salud pública en países industrializados y en desarrollo. (2)

De acuerdo a las tablas de crecimiento de la OMS se considera como sobrepeso cuando el índice de masa corporal (IMC) se encuentra entre los percentiles 85 y 95, y la obesidad a partir del percentil 95, determinadas por las tablas de crecimiento correspondientes. (3)(4) Este trastorno, se consideraba un problema propio de los países de ingresos altos, actualmente aumentan en los países de ingresos bajos y medianos, en particular en los entornos urbanos. (5)

La Encuesta Nacional de Salud y Nutrición (ENSANUT) 2018-2019 comprobó que el sobrepeso y la obesidad siguen siendo un problema altamente prevalente en la población mexicana en todas las regiones del país y en áreas urbanas y rurales. (6) Para medir cambios en prácticas alimentarias, se requieren instrumentos que midan conocimiento, consumo, habilidades culinarias, hábitos y gastos en alimentos en las escuelas privadas o del sector público.

La obesidad es una enfermedad crónica, compleja y multifactorial que suele iniciarse en la infancia y/o adolescencia. (7) La Organización Mundial de la Salud ha denominado a esta problemática como "la epidemia del siglo XXI". Es la enfermedad crónica no transmisible más frecuente en la actualidad constituye una importante y creciente problemática de salud pública, con alcance mundial. Su prevalencia ha aumentado a un ritmo preocupante (7)(8).

Por este motivo la OMS, ha hecho un llamado mundial con la finalidad de modificar las tendencias observadas en la actualidad, pues de no ser así la cantidad de niños con sobrepeso u obesidad aumentará a 70 millones en todo el mundo para el 2022.

El sobrepeso y la obesidad se consideran como una de las principales enfermedades crónicas no transmisibles, pues a su vez constituyen la base para el desarrollo de otras patologías que condicionan un deterioro de la calidad de vida. (8)(9)(10)

Sobrepeso y obesidad se asocian a problemas de salud en la infancia y representan un importante factor de riesgo temprano de morbilidad y mortalidad en la edad adulta.

La causa fundamental del sobrepeso y la obesidad corresponde a un desequilibrio energético entre calorías consumidas y gastadas, relacionándose con un mayor riesgo de padecer enfermedades metabólicas y cardiovasculares. (11)

El aumento en el consumo de alimentos (con altos niveles de grasa y azúcares añadidos con bajo aporte nutrimental), la realización de actividades sedentarias o la presencia de padres con sobrepeso y obesidad en el hogar, y los malos hábitos alimenticios son factores que se perpetúan en las costumbres familiares, por esto, los programas de prevención y promoción de la salud deben integrar a todos los miembros de la familia para que adopten buenos hábitos familiares.

El patrón dietético actual en países desarrollados se caracteriza por una progresiva disminución en el consumo de frutas, verduras y hortalizas, junto a un bajo consumo en general de alimentos frescos, locales y de temporada. (10)
Según la OMS, la ingesta de azúcares libres, sobre todo en forma de bebidas azucaradas, puede aumentar la ingesta calórica general y reducir la ingesta de

alimentos que contienen calorías más adecuadas desde el punto de vista nutricional, y que pueden ser utilizadas para crecimiento o reparación nutricional.

El aumento en la obesidad infantil y la prevalencia de sobrepeso y obesidad se observa durante la escuela primaria. Como norma general la composición corporal en la población pediátrica varía según factores como la edad, el sexo, las etapas puberales y la etnicidad, entre otros. Por ejemplo, los niños tienen menos grasa corporal que las niñas para un mismo IMC y los púberes tienden a tener más grasa corporal dependiendo de su estadio madurativo. (12)

El entrenamiento de fuerza favorece cambios musculares que aumentan el gasto calórico contribuyendo con la disminución de peso corporal. Como método de acondicionamiento físico favorece la adherencia en niños y niñas con sobrepeso y obesidad, ya que brinda la oportunidad para que todos los niños, independientemente de su tamaño corporal, lo desarrollen con éxito. (11)

Las estrategias y dinámicas para mejorar la salud requieren, cambios activos en el estilo de vida, inversiones gubernamentales, participación comunitaria y propuestas educativas para la promoción de la salud en la población general y, en especial, en niños y adolescentes. Estudios científicos realizados han demostrado que los programas para el tratamiento de la obesidad traen respuestas beneficiosas para la reducción de la masa corporal y el riesgo cardio metabólico. (13)

Las directrices actuales sobre recomendaciones de práctica de actividad física se centran principalmente en aquellas relativas a la salud cardiovascular. La condición física abarca las denominadas cualidades físicas, que son: la resistencia en sus distintas manifestaciones, la fuerza muscular, la velocidad, la movilidad articular, las cualidades coordinativas y el equilibrio. (14)

Es por esta razón que el personal de salud preocupado por el crecimiento de la enfermedad se da a la tarea de buscar alternativas donde el primer nivel de atención sea el primer contacto entre el niño y médico, no restando importancia a la evaluación del peso y talla para detectar el sobrepeso y la obesidad infantil, de lo contrario, se estará condenando a los niños a padecer esta enfermedad por el resto de la vida. Tratar la obesidad es llegar tarde, ya que el porcentaje de fracasos y recaídas es muy elevado, aún, cuando el problema inicia en edades tempranas. (15)

1.1 Planteamiento del problema

En la actualidad debido a la inflación se originan ciertos cambios variables en la economía, que se ven reflejados en los hogares lo que conlleva a que ambos padres de familia contribuyan con el gasto familiar, por lo que dedican muchas horas al trabajo y poco o nulo tiempo para estar al pendiente de los hijos, lo que genera malos hábitos alimenticios, sin el control de una alimentación adecuada a la edad del escolar y poca actividad física o una vida sedentaria. Lo que provoca el sobrepeso y obesidad a edades muy tempranas.

La obesidad se convierte en una enfermedad crónica que puede desarrollase desde el nacimiento y hasta la adolescencia, con riesgo de presentar comorbilidades en la edad adulta, acompañado de trastornos metabólicos graves como la resistencia a la insulina, la dislipidemia, la hipertensión arterial, la diabetes mellitus tipo 2. (3)

Los factores que contribuyen a su desarrollo son el sedentarismo, los factores sociales, nutricionales y culturales. (9)

A pesar de que existen estudios sobre el sobrepeso y obesidad aun el gobierno no encuentra un plan de prevención efectivo que garantice que los niños en edad temprana puedan tener acceso a valoraciones por médicos especialistas en pediatría, que lleven a cabo una detección oportuna y seguimiento en caso de tener factores de riesgo de sobrepeso y obesidad. (13)

El sobrepeso y la obesidad son enfermedades que se podrán combatir solo si toda la familia contribuye de forma sistemática con un plan alimentario de acuerdo a los aportes calóricos que se requiere por día, basándose en el plato del buen comer y la jarra del buen beber. Así mismo se requiere un compromiso de acción inmediata de activación física.

Los expertos de la OMS reportan que de seguir las tendencias registradas hasta hoy para este año 2022 existirán más niños con obesidad que con desnutrición o talla baja. Este problema será más patente en el grupo de niños de 5 a 19 años pues las cifras se han duplicado desde que se empezó el estudio de la obesidad en la edad pediátrica. (2)

Ante tal situación es que los servicios de salud se ven en la necesidad de crear una intervención que lleve a mejorar las condiciones de salud en la población infantil, razón por la se llevara a cabo el presente estudio, con la única finalidad de contribuir de forma dinámica a la prevención del crecimiento del sobrepeso y obesidad en niños en edad escolar.

1.2 Pregunta de investigación

La presente Norma Oficial Mexicana NOM-043-SSA2-2012, Servicios básicos de salud. Promoción y educación para la salud en materia alimentaria. Establece los criterios generales que unifiquen y den congruencia a la Orientación Alimentaria dirigida a brindar a la población, opciones prácticas con respaldo científico, para la integración de una alimentación correcta que pueda adecuarse a sus necesidades y posibilidades. (16) Aunado a la Norma Oficial Mexicana NOM-008-SSA3-2016 para el tratamiento integral del sobrepeso y la obesidad.

La clasificación de los niños y adolescentes que presentan peso normal, sobrepeso u obesidad se realiza de acuerdo al IMC propuesto por el Centro de Control y Prevención de Enfermedades (CDC) y la Organización Mundial de la Salud (OMS). Para la clasificación del IMC, se toman en cuenta la edad y el género. Los niños entre el percentil 5 y 85 se definen como niños de peso normal; entre el percentil 85 y 95, como niños con sobrepeso; y con percentil ≥ 95, como niños con obesidad.(17)

Basándonos en las necesidades de la población más vulnerable es la infantil, surge la necesidad de aplicar una intervención de enfermería para evaluar la intervención con entrenamiento de fuerza muscular para reducir la grasa corporal en niños con sobrepeso y obesidad, a través de un plan de acondicionamiento físico que se realizara en su entorno, siguiendo un plan alimentario que se consumen cada día y constituye la unidad de la alimentación. Promoviendo en dicha intervención los beneficios de la actividad física y una alimentación nutritiva; obteniendo la siguiente pregunta de investigación:

¿La intervención con entrenamiento de fuerza muscular contribuye a la reducción de grasa corporal en niños escolares con sobrepeso y obesidad?

1.3 Justificación

Los cambios y tendencias actuales en los patrones sociales, culturales y económicos, en nuestro país en las últimas décadas, han generado transformaciones en los estilos de vida, han influido negativamente en el nivel de salud de la población infantil. El confinamiento, el estrés, el sedentarismo, entre otros factores desencadenantes, están propiciando el aumento y la aparición de sobrepeso y obesidad a muy temprana edad, favorecidos por los nuevos hábitos.

Las personas con lesiones y enfermedades que ponen en riesgo su vida necesitan atención médica cercana y constante, brindada por un equipo de profesionales de la salud especialmente capacitados.

Para hacer frente a estas situaciones, los profesionales de enfermería, a través de la historia, se ha caracterizado por su capacidad para responder a los cambios que la sociedad ha ido experimentando y consecuentemente, a las necesidades de cuidados que la población requiere durante todas las etapas de la vida.

Los problemas de salud por su origen multifactorial resultan difíciles de abordar y resolver, es por ello que la epidemiología por ser una disciplina integradora, nos ofrece la metodología y los instrumentos necesarios para analizar las causas de la enfermedad y proponer alternativas de solución a través de la elaboración de proyectos de investigación apegados al método científico.

Estudios recientes han mostrado que la obesidad ha dejado de ser un problema exclusivo de poblaciones con altos ingresos económicos o de países desarrollados, afectando de manera casi equivalente a miembros de todos los estratos socioeconómicos, con un aumento importante de los casos en poblaciones de bajos ingresos económicos. (5)

El aumento en la obesidad infantil y la prevalencia de sobrepeso y obesidad se observa durante la escuela primaria. Cuando los niños ingresan en primaria a los seis años de edad, la prevalencia promedio de sobrepeso y obesidad es del 24.3%.

Sin embargo, a los 12 años de edad, cuando están concluyendo primaria, su prevalencia se incrementa al 32.5%, lo que refleja 12.2 puntos porcentuales de aumento. (12)

En Colombia la última encuesta nacional de nutrición ha reportado una prevalencia de exceso de peso de un 6.3% en niños menores de 5 años, un 24.4% en escolares y un 17.9% en adolescentes. (2)

Los motivos que nos llevaron a investigar los efectos del sobrepeso y la obesidad en la salud de escolares se centran en que este sector vulnerable de población se encuentra expuesto en mayor medida que el resto de la sociedad a los riesgos que puede implicar como desarrollar enfermedades crónico degenerativas en la infancia y de mayor relevancia en la vida adulta.

Se pretende generar conocimientos que ayuden en el tratamiento de los efectos que producen el sobrepeso y la obesidad, así como la colaboración de todos los miembros de la familia para el apego de un régimen alimenticio nutritivo que contribuye a un entorno más saludable.

Es importante destacar que esta especialidad en enfermería pediátrica; puede proporcionar una formación y capacitación especializada en el cuidado de la salud infantil. Para ello es necesario contar con conocimientos y habilidades que se pueden aplicar a lo largo de toda la carrera profesional en el ámbito de la enfermería pediátrica.

El presente estudio se enfocará en la actividad física que realizan los escolares en el entorno académico, dentro del hogar o al aire libre, implementando un plan de ejercicios de fuerza muscular, que se adecue a la edad del menor. Debido al incremento de sobrepeso y obesidad en la población infantil, el personal de salud toma medidas para evitar la propagación de esta enfermedad, garantizando así un óptimo estado de salud.

Este estudio pretende demostrar, que es importante en el medio escolar como los profesores de la escuela primaria; y los directivos se involucren más en que sus estudiantes cuenten con una buena salud; eso es incluir ejercicios y mantener una dieta balanceada para que se vaya adquiriendo la constancia de buenos hábitos escolares.

1.4 Objetivo general

Realizar una intervención con entrenamiento de fuerza muscular para reducir la grasa corporal en niños escolares con sobrepeso y obesidad; de tercero y cuarto año de primaria en la Primaria "Ramón G. Bonfil" ubicada en Pachuca de Soto, Hidalgo en un periodo de 3 sesiones a la semana durante 6 semanas en el año 2023.

1.4.1 Objetivos específicos

1. Formular un plan de ejercicio de fuerza muscular para reducir la grasa corporal en niños escolares con sobrepeso y obesidad que cursan el tercer y cuarto grado de primaria.

2. Evaluar medidas antropométricas que nos ayuden a establecer riesgo de sobrepeso y obesidad en niños escolares que cursan el tercer y cuarto grado de primaria.

3. Evaluar parámetros bioquímicos (Glucosa, colesterol y triglicéridos) en niños escolares pre y post intervención del entrenamiento de fuerza muscular.

4. Asociar el efecto de los niños escolares de un antes y después de la intervención con entrenamiento de fuerza muscular.

1.5 Hipótesis

Hipótesis (H1)

La intervención con entrenamiento de fuerza muscular <u>reduce</u> la grasa corporal en niños escolares con sobrepeso y obesidad.

Hipótesis Nula (H0)

La intervención con entrenamiento de fuerza muscular <u>no reduce</u> la grasa corporal en niños escolares con sobrepeso y obesidad.

1.6 Marco Teórico Conceptual

Desde que México ratificó la Convención Derechos del Niño (CDN), el 21 de septiembre de 1990. Son notables los esfuerzos por asegurar su aplicación y generar las mejores condiciones para el desarrollo y bienestar de los niños, niñas y adolescentes. A México le tomó solo dos años aprobar la Ley General de los Derechos de Niñas, Niños y Adolescentes (LGDNNA) en diciembre de 2014 y establecer el Sistema Nacional de Protección Integral de Niñas, Niños y Adolescentes (SIPINNA) en 2015. Se han logrado importantes avances en el ajuste del plan de gestión

Cerca de 40 millones de niños y adolescentes viven en México. Los adolescentes constituyen el 35% de la población, y de ellos depende su bienestar hoy y el desarrollo del país ahora y en el futuro. (6)

Más de la mitad de ellos están en la pobreza (51.1%). El país ha experimentado un incremento en la prevalencia de sobrepeso en las niñas y niños menores de 5 años (de 8.3% en el 2006 a 9.7% en el 2012). La región norte registró una mayor prevalencia en el año 2012 con 12%, seguida de la región centro con 9.9% y la región sur con 9.6%.

Si bien se trata de problemas que frecuentemente se originan en la primera infancia, el sobrepeso y la obesidad se hacen patentes en la vida del niño o la niña al llegar a la edad escolar. Los elevados niveles de sobrepeso y la obesidad constituyen el principal problema de nutrición en la niñez de 6 a 11 años de edad en México, ya que la obesidad infantil del país ocupa el primer lugar en el mundo y la obesidad en adultos ocupa el segundo lugar en el mundo.(6)

Los últimos registros de la ENSANUT 2016 revelan que 33.2 % de los niños entre 6 y 11 años de edad presentan sobrepeso y obesidad, y en el caso de los adolescentes (12 a 19 años), el 36.3% presenta este problema(6).

1.6.1 Desarrollo Infantil

El desarrollo integral de un niño se logra o potencia a través de una relación social que fortalece las capacidades y habilidades cognitivas, emocionales, físicas, sociales y culturales, colocando al individuo en condiciones más favorables para desarrollar su vida. (18)

En este sentido, una intervención temprana y suficiente es de gran ayuda para promover el desarrollo integral de las personas. Un gran número de estudios científicos han demostrado la importancia del desarrollo integral en la primera infancia en la vida humana. (18)

La intervención adecuada en la primera edad afecta a una serie de habilidades, capacidades, capacidades, aprendizaje, niveles de condición física, adaptación, etc. a lo largo de la vida. La ciencia nos dice que la primera infancia es una época de oportunidades y riesgos, con repercusiones que pueden durar toda la vida. (19)

Debe entenderse que cuanto más juega o interactúa un padre con un niño, mejor se desarrolla el cerebro. Esto es importante porque existe amplia evidencia científica de que el subdesarrollo en los niños tiene consecuencias en la edad adulta, que incluyen mala nutrición, desarrollo cognitivo inadecuado, problemas socioemocionales, bajo rendimiento académico, alto desempleo, bajos ingresos y embarazo adolescente mayor, mayor propensión a consumir drogas y participación comunitaria. (20)

La calidad de la relación madre-hijo y el hecho de que los hijos se sientan amados y valorados es un mecanismo protector que aumenta su resiliencia ante las condiciones de vida adversas y de exposición al riesgo. (19)

1.6.2 La obesidad y el sobrepeso

La Organización Mundial de la Salud (OMS) define la obesidad como la acumulación anormal y excesiva de grasa corporal. Para el diagnóstico de este trastorno en niños y adolescentes se utilizó una tabla diseñada por la Organización Mundial de la Salud para definir a los individuos con sobrepeso a aquellos con un IMC mayor al 85%

pero menor al 95%, y a aquellos con un IMC mayor al 95% como obeso. percentil 95 para edad y sexo específicos. (12)

La Organización Mundial de la Salud indica que, en el año 2016, 340 millones de niños y adolescentes de 5 a 19 años que sufrían de sobrepeso u obesidad, además describe que la taza es creciente del sobrepeso y obesidad, la misma ha pasado del 4% en 1975 a más del 18% en 2016 estimando que 124 millones de niños/as padecen obesidad. (21)

1.6.3 Factores asociados a la obesidad

- **Susceptibilidad genética**

El factor genético que controla la capacidad o el espacio para acumular energía en forma de grasa muscular y menos espacio para liberar energía en forma de calorías se conoce como fuerza máxima en individuos obesos. Esto sucede porque, a la larga, las personas aportan menos energía de la que gastan, es decir, energía positiva.

La influencia de la genética se combina con factores externos como hábitos alimentarios y estilos de vida, relacionados con la regulación de la disponibilidad de alimentos, factores sociales y procesos de gestión de intervención.

Entre otras cosas, las condiciones ambientales y de comportamiento en la infancia se cambian fácilmente, por lo que esto es muy importante en la práctica clínica, por lo que es necesario identificar el riesgo de obesidad infantil. Estos factores de riesgo incluyen antecedentes familiares de obesidad, mala alimentación y estilo de vida sedentario. (19)

La variación genética en el índice de masa corporal (IMC) es responsable del 40% y el 70% de la obesidad (5). Además, si ambos padres son obesos, el riesgo de obesidad en el niño será del 69-80%; si solamente uno de los padres es obeso, el riesgo disminuye del 41 al 50%; y si ninguno de los padres es obeso, el riesgo disminuye al 9%. (12)

- **Factor ambiental**

Este es el resultado de cambios en el equilibrio entre la ingesta y el gasto energético debido a cambios en los hábitos alimentarios y la actividad física. En las últimas décadas, los niños han consumido muchas más calorías y se han vuelto físicamente inactivos.

Los niños solían pasar gran parte de su tiempo libre jugando al aire libre, pero con la llegada de la televisión, las computadoras y los videojuegos, los niños pasan cada vez más tiempo en actividades sedentarias. Además de esto, los anuncios de televisión también están aumentando la elección de alimentos poco saludables. Por otro lado, la actividad física ha disminuido mientras que el consumo de alimentos ricos en calorías y bebidas azucaradas ha aumentado. (18)

- **Factores psicológicos**

El factor psicológico se ve afectado en niños con obesidad debido al temperamento de reactividad negativa, actitudes y términos negativos por parte de otros niños, insatisfacción corporal, distorsión de la Imagen corporal y paternidad, bullying, ansiedad, depresión, baja autoestima y trastornos de conducta.

En esta etapa del desarrollo infantil se ve afectada la parte emocional debido al cambio físico que se genera y a los cambios propios de la edad, es por ello que se debe garantizar un plan eficaz para su tratamiento.

1.6.4 Tejido adiposo y metabolismo de los ácidos grasos

Los estudios han demostrado que el entrenamiento de fuerza es eficaz en niños y adolescentes con sobrepeso y obesidad debido a la reducción del tejido adiposo a niveles moderados que conducen a cambios positivos en la apariencia del agua, una mejor función cardíaca y una reducción de los factores de riesgo. (11)

1.6.5 Enfermedades asociadas al sobrepeso y la obesidad

- **Resistencia a la insulina y diabetes mellitus tipo 2**

La resistencia a la insulina durante el embarazo, es mayor en la gestante obesa y se acompaña de alteraciones en la placenta con aumento de la expresión de citocinas proinflamatorias, entre las cuales se encuentra el actor de necrosis tumoral α (TNF-α), que a su vez incrementa la resistencia a la insulina.

La asociación entre el IMC materno y la obesidad del niño muy posiblemente se debe tanto a factores genéticos como ambientales. Entre los últimos se cuentan la influencia del sobrepeso materno en el ambiente intrauterino y el rol de la madre al formar las prácticas y hábitos alimenticios y de actividad del niño. (1)

- **Dislipidemia**

La dislipidemia (o dislipemia) se caracteriza por un nivel alto de lípidos (colesterol, triglicéridos o ambos) o un nivel bajo de colesterol lipoproteico alto (HDL).

Es fundamental identificar a los niños con dislipidemia lo antes posible para poder considerar intervenciones tempranas para detener o retrasar la aparición de arteriosclerosis.

La Academia Estadounidense de Pediatría (AAP) y el panel de expertos del Instituto Nacional del Corazón, los pulmones y la sangre han abogado durante mucho tiempo por la detección y el tratamiento de los trastornos del colesterol en niños y adolescentes.(22)

- **Hipertensión**

La hipertensión arterial es cada vez más frecuente en la población pediátrica y está asociada con obesidad e historia familiar de hipertensión. Los niños obesos tienen un riesgo tres veces mayor de presentar hipertensión que los niños con estado nutricional normal. (15)

Se clasificaron de acuerdo a las tablas de niveles de tensión arterial según edad, sexo y percentiles de talla del Cuarto Reporte para el Diagnóstico, Evaluación y Tratamiento de la Hipertensión Arterial en Niños y Adolescentes del 2004. (15)

- Tensión arterial normal: < 90p. para la edad-sexo y talla.
- Pre hipertensión: 90p. a < 95p. TA ≥120/80 aunque < 90p.
- Hipertensión: Igual o mayor al 95 p.

* **Cardiovascular**

El sobrepeso y obesidad se asocian a problemas de salud en la infancia y representan un importante factor de riesgo temprano de morbilidad y mortalidad en la edad adulta. Los niños afectados corren un mayor riesgo de sufrir enfermedades relacionadas con la salud cardiovascular, trastornos endocrinos, enfermedades respiratorias, trastornos musculo esqueléticos, digestivos y psicológicos.

Los niveles de IMC están asociados con la grasa corporal y riesgos para la salud concurrentes, especialmente factores de riesgo cardiovascular. (7)

Se ha estimado que, en México, el 6%, 28% y 62% de los casos de cáncer, diabetes y enfermedades cardiovasculares, respectivamente, son atribuibles a factores de riesgo dietético se da por baja ingesta de frutas, vegetales, leche y alimentos del mar e incremento de la ingesta de carne roja, carnes procesadas y bebidas edulcoradas. (12)

* **Síndrome metabólico**

El síndrome metabólico (SM) es un grupo de factores de riesgo cardiovascular estrechamente relacionados con la obesidad, especialmente la obesidad abdominal. Además de la grasa total, el componente básico es la grasa visceral y/o ectópica (grasa localizada en órganos de no almacenamiento), y la principal anomalía metabólica es la resistencia a la insulina (RI) (23).

En los niños, generalmente se define como tres o más de los siguientes: obesidad (generalmente, la circunferencia de la cintura es superior al percentil 90 para el sexo y la edad), dislipidemia (triglicéridos elevados y HDL bajo), presión arterial alta y alteración del metabolismo de la glucosa, insulina resistencia (IR), intolerancia a la glucosa o diabetes tipo II. En la era pediátrica, existen muchas definiciones que utilizan diferentes puntos de corte para cada anomalía metabólica (18).

- **Morbi-mortalidad por obesidad**

Se estima que el sobrepeso y la obesidad son responsables directa o indirectamente de 2,8 millones de muertes en todo el mundo asociadas con enfermedades crónicas no transmisibles (ECNT).como la diabetes mellitus, la enfermedad coronaria isquémica y algunos tipos de cáncer (4).

La OMS advierte que el sobrepeso y la obesidad se vinculan a un mayor número de muertes que la insuficiencia ponderal, es decir que existe un mayor número de personas obesas y con sobrepeso que con insuficiencia ponderal (21).

La inactividad física se ha convertido en el cuarto factor de contingencia de mortalidad mundial representando un elemento de riesgo del 6% de las muertes registradas en el mundo (24).

1.6.6 Características del ejercicio de fuerza muscular

La actividad física en educación se estudia desde un objeto de investigación muy similar a otras ocupaciones (el movimiento humano), lo que demuestra que todos necesitan colaborar entre sí compartiendo dicho objeto de investigación.

Campos de acción y campos de intervención en todos los procesos que ejecutan. Al utilizar la actividad física como herramienta de intervención de procesos desde las diferentes ocupaciones, se deben priorizar estrategias y programas de acuerdo a la población (ya sea individual o colectiva) involucrada en cualquier campo de acción (18).

El ejercicio físico por su parte, es "la actividad física planificada, estructurada y repetitiva, cuyo fin es alcanzar, mantener o mejorar la condición física y la salud". Por tanto, un programa de actividad física requiere una planificación y organización de la intensidad, cantidad y tipo de actividad física realizada.

Así, la principal diferencia entre actividad y ejercicio es que la primera son actividades que realizamos a diario y que generan gasto energético mientras que la actividad física es la actividad física que se planifica con un objetivo específico (21).

Ahora bien, en el entrenamiento físico podemos realizar diferentes actividades y en el proyecto analizaremos el entrenamiento de fuerza muscular. Al definir la fuerza, se distingue de dos conceptos distintos: la fuerza como una cantidad física y la fuerza como una acción para realizar un movimiento físico. Desde el punto de vista de la física, la fuerza muscular es la capacidad de un músculo para acelerar o deformar el cuerpo, mantenerlo quieto o ralentizar su movimiento.

El entrenamiento de fuerza muscular es un método especializado de acondicionamiento que involucra el uso de diferentes modos de entrenamiento y varias cargas de resistencia, un programa de fortalecimiento muscular puede incluir el uso de pesas libres o peso corporal personal para proporcionar la resistencia necesaria para aumentar la fuerza (25).

1.7 Marco Referencial

El Modelo de Promoción de la Salud se publicó por primera vez en 1982 y se ha utilizado en la investigación, educación y practica de enfermería. El modelo se compone de diferentes componentes que se pueden ubicar en columnas de izquierda a derecha. (26).

La primera columna abarca las características y experiencia individuales de las personas, incluyendo la conducta previa relacionada y los factores personales. La conducta previa relacionada se refiere a las experiencias anteriores que pueden tener efectos directos e indirectos en la probabilidad de comprometerse con conductas de promoción de la salud.(26)

Por otro lado, los factores personales influyen, incluyen la eficacia percibida de uno mismo, que se refiere a la percepción de tener menos barreras para llevar a cabo la conducta de salud especifica. En conclusión, la teoría de Nola J Pender sobre el cuidado de la enfermera en el proceso de como las personas adoptan decisiones acerca del cuidado de su propia salud se basa en el Modelo de Promoción de la Salud.

Este modelo se compone de diferentes componentes que abarcan las características y experiencias individuales de las personas incluyendo la conducta previa relacionada y los factores personales. El objetivo de este modelo es mejorar la investigación, educación y practica de enfermería con relación a la promoción de la salud.(26)

En 2022 el artículo publicado por Méndez-Hernández, Luis Diego y Cols, nos muestra los resultados de una revisión sistemática que confirman que el entrenamiento de fuerza podría ser una intervención eficaz para el tratamiento del porcentaje de grasa corporal en las primeras 14 semanas de intervención con mejores resultados a largo plazo (>36 semanas), a su vez, las intensidades altas y medias son beneficiosas para reducir el porcentaje de grasa corporal (25).

Sin embargo, se necesita una investigación más profunda sobre las intensidades de ST y su efecto a nivel individual en niños y adolescentes, estos hallazgos pueden usarse para desarrollar nuevos métodos para el tratamiento de la obesidad infantil (25).

Gálvez Mazuela Erna y Cols, publica en el año 2022 un artículo donde la prevalencia del exceso de peso en los niños ha ido en aumento en Chile, los datos del 2017 del mapa nutricional de la junta nacional ayudas y becas (JU- NAEB) muestran una prevalencia de sobrepeso del 28,6%, obesidad 23,1% y obesidad severa 6,22%, resultando en un 57,9% de escolares chilenos con exceso de peso (27).

Se describe que la actividad física es un componente esencial de la pérdida de peso, pero debe complementarse con intervenciones nutricionales para lograr mayores efectos sobre las variables. Asimismo, el propio ejercicio físico ha demostrado capacidad para mejorar los parámetros metabólicos y cardiovasculares y también reducir la mortalidad (27).

Los efectos positivos de la actividad física aeróbica y del entrenamiento de fuerza han sido ampliamente documentados. La combinación de estas dos formas de actividad física, conocida como ejercicio sincronizado, tiene un mayor efecto sobre la capacidad aeróbica, la función muscular y los parámetros metabólicos en comparación con el entrenamiento aeróbico y de fuerza solo en niños y adolescentes obesos. El efecto beneficioso es más fuerte (27).

En el artículo publicado en el año 2012 Ximena, Raimann T. y Francisco, Verdugo M., encuentran que Las tasas de obesidad infantil han aumentado de manera alarmante. Los factores que influyen en el desarrollo de la enfermedad son los factores genéticos y ambientales, siendo los factores ambientales la dieta y el sedentarismo (18).

Las enfermedades relacionadas con la obesidad ocurren cada vez más en poblaciones más jóvenes, siendo las más comunes la hipertensión arterial, la dislipidemia, la resistencia a la insulina y las complicaciones psicológicas (18).

El tratamiento es complejo y se centra en la dieta, la actividad física y el cambio de hábitos para toda la familia. La actividad física es importante para el tratamiento de la obesidad, el manejo de las comorbilidades y la prevención (18).

Diana Magaly Pérez-Vergara; Raúl Fernando Moscoso-García en 2021 se dan a la tarea de analizar artículos sobre las actividades físicas para reducir el sobrepeso y obesidad no ofrecen una evidencia clara como único medio para valorar el impacto que tiene sobre el peso y el IMC, sobre todo en poblaciones infantiles (21).

Para el caso de la teoría de Nola J Pender, sobre el cuidado de la enfermera en el proceso de como las personas adoptan decisiones acerca del cuidado de su propia salud. Nola Pender es una enfermera y autora del Modelo de Prevención de la Salud (MPS). Según Pender, la conducta está motivada por el deseo de alcanzar el bienestar y el potencial humano. Su objetivo era crear un modelo enfermero que diera respuestas a la forma en que las personas adoptan decisiones sobre su propia salud.

Capítulo 2. Metodología de la investigación.

2.1 Diseño de investigación.

El diseño metodológico es de enfoque cuantitativo, descriptivo con un diseño de estudio cuasi experimental, ya que se realiza esta prueba de conductas o experiencias a cada individuo.

2.2 Población.

Población: 125 estudiantes de nivel escolar de los grados de tercero y cuarto en una escuela primaria, con sede en Pachuca, Hgo. México.

2.3 Muestreo.

Se realizó el tamaño muestra a través de la fórmula de población finita donde se obtuvo el dato de 70 estudiantes de tercero y cuarto año de primaria con un nivel de confianza del 95%, un límite de aceptación del 1.25 y un error de 0.05.

2.4 Límites de Tiempo y Espacio.

Tiempo: Se realizó en los meses de noviembre de 2022 - junio 2023.

Espacio: Dentro de las instalaciones de una escuela primaria.

2.5 Criterios de Selección

Criterios de Inclusión

- Alumnos inscritos en la Escuela primaria profesor Ramón G Bonfil
- Alumnos que firmen el consentimiento informado.
- Alumnos que sus padres firmen el consentimiento informado
- Alumnos de 3° y 4° año de primaria

Criterio de exclusión

- Alumnos que no desean participar en nuestra investigación.
- Alumnos que no firmen consentimiento informado.
- Alumnos que sus padres no firmen el consentimiento informado
- Alumnos que no realicen el llenado completo de la encuesta.
- Alumnos con restricción para realizar actividad física, con enfermedades crónico-degenerativas no controladas.

Criterio de Eliminación

- Alumnos que no completen la prueba en su totalidad.
- Alumnos que no se encuentren en condiciones de realizar actividad física.

2.6 Instrumentos de evaluación.

En este estudio se utilizó el cuestionario para evaluar la autoeficacia hacia la actividad física en niños, VARIMAX.

El instrumento VARIMAX, permite medir los 3 factores: Alternativas Positivas, Superación de Barreras y Expectativas de Habilidad, esto es en cuanto a la actividad física de los niños.

Con este instrumento realizamos la medición de actividades físicas de los niños contestando cada niño a las 12 preguntas del VARIMAX con un "Si" o un "No" y después se pasan los datos una base de datos para realizar las mediciones.

La consistencia interna de alfa de Cronbach de esta escala fue de 0.833 siendo la confiabilidad de instrumento.

2.7 Recolección de datos

El procedimiento para la recolección de la información: se le entrego el protocolo de investigación a la Directora de la Escuela Primaria, posteriormente con ayuda de la Médico responsable de la escuela se realizó la invitación a los grupos de tercero y cuarto de primaria; previo al consentimiento informado y se les tomaron los datos de antropometría y tomas capilares de triglicéridos, glucosa y colesterol; posterior a esto se realizó la intervención y nuevamente la toma de tomaron los datos de antropometría y tomas capilares de triglicéridos, glucosa y colesterol; y finalmente se registraron los datos en el formato de Excel y de este a SSPS ver. 21 para su análisis estadístico.

La operacionalización de las variables se puede consultar en los anexos de este documento. (ver Anexo A).

2.8 Procedimiento para la recolección de datos.

Para contar con una visión sistemática de las actividades a realizar, se ha diseñado un proceso para la recolección de datos dentro de la investigación. A continuación, se muestra la siguiente figura:

Figura No. 1 Proceso de recolección de datos en la investigación

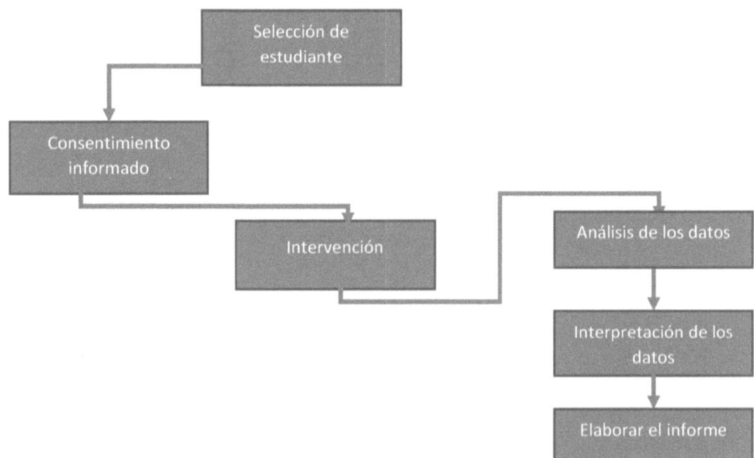

Fuente: Diseño propio, septiembre de 2023

A continuación, se realiza la descripción de cada uno de los puntos que se realizaron en la investigación:

1. Como primera parte se explicó el estudio a los Directivos, padres y alumnos de la escuela primaria, entregándoles la carta de consentimiento informado que deben firmar, para poder empezar formalmente a realizar la intervensión.

2. Al contar con el consentimiento informado, firmado por los niños y sus padres se realiza una prueba antropométrica.

3. Posteriormente, se tomaron niveles de glucosa, triglicéridos y colesterol por una toma capilar.

4. Se recolectaron los datos, llenando la base de datos diseñada para realizar la intervención.

5. Se realizó una intervención de fuerza muscular, 3 veces a la semana por una hora durante 6 semanas. Ver Anexo B.

6. Se volvió a tomar medidas antropométricas y toma de glucosa, triglicéridos y colesterol por una toma capilar.

7. Se recolectaron los datos, llenando la base de datos diseñada para esta intervención.

8. Se analizan los datos para realizar la interpretación y elaborar recomendaciones.

2.9 Consideraciones éticas y legales

Ya que se trata de un estudio observacional transversal en el que se obtuvieron datos estadísticos en una sola toma, se presentaron las variables para la obtención de la información; la investigación fue participativa; se mantuvo una interacción con los participantes del estudio, por lo que se considera una investigación sin riesgo, descrito en el Articulo No. 100 del Reglamento de la Ley General de Salud en Materia de Investigación para la Salud (Federación, 1984.), donde se establecen las especificaciones de la investigación en seres humanos, sustentado en la Declaración de Helsinki de la asociación Médica Mundial por lo que se considera una investigación no experimental ya que los participantes no van a ser sometidos a algún procedimiento invasivo, y a través del Consentimiento Informado los pacientes y tutores serán previamente informados sobre los objetivos, métodos y beneficios del estudio.

Capítulo 3. Resultados

En el presente apartado, se describe el análisis de los datos obtenidos, la captura de los datos y emisión de resultados que permitieron evaluar la intervención con entrenamiento de fuerza muscular para reducir grasa corporal en niños escolares con sobrepeso y obesidad.

3.1 Datos sociodemográficos

Los participantes en la muestra de estudio que nos marcó la fórmula de población finita fueron de 51 una vez seleccionados y que cumplieran con los criterios de inclusión, exclusión y/o eliminación; posterior a la intervención se obtuvieron resultados confiables de 34 niños.

Se trabajó con las 51 encuestas que cumplieron con todas las características, de estás contamos con niños de la escuela primaria, en Pachuca de Soto, Hgo. de los cuales identificamos su edad, como lo muestra la tabla No.1

En la siguiente tabla, se puede identificar que el 29% de los niños contaron con una edad de 8 años y el 71% fueron de 9 años de los niños que participaron en este estudio.

Tabla 1. Distribución de datos sociodemográficos

Genero	(n)	Fr %	Total % (n)
Masculino	41 (21)	0.4117	41.17 (21)
Femenino	59 (30)	0.5882	58.82 (30)
Total	**51**	**100%**	**100%**
Edad	(n)	Fr	Total % (n)
8 años	29 (15)	0.2941	29.41 (15)
9 años	71 (36)	0.7058	70.58 (36)
Total	**51**	**100%**	**100%**

Fuente: Aplicación del cuestionario Varimax, marzo 2023

Además, se puede identificar que el 59% de los participantes en este estudio fueron mujeres y el 41% fueron hombres (Tabla 1).

Para el caso del peso de los 51 niños que participaron al iniciar este estudio se observó, que las medidas antropométricas (peso y talla), se encontró un 16% con sobrepeso, 14% con obesidad, 14% con riesgo de desnutrición y un 56% de los niños se encontró en el peso ideal; esto se acerca al 60% de los participantes.

La evaluación de la talla de los niños se encontró que el 6% están en el percentil 10, el 52% en el percentil 50 y el 42% entre el percentil 75 hasta el 97, de acuerdo a las curvas de crecimiento de la OMS.

3.2 Datos de la intervención

En este apartado, se va a mostrar la información que se obtuvo primero de los datos de las muestras de sangre capilar antes de iniciar la intervención con entrenamiento de fuerza muscular para reducir grasa corporal en niños escolares con sobrepeso y obesidad.

Durante la evaluación de los valores de glucosa se encontró un 12% de niños fuera de rango normal y un 88% dentro de parámetros normales. Medición que se realizó con ayuno de 8-12 horas.

Al tomar muestras capilares para la medición de colesterol el 14% estaba fuera de rango normal, el 62% en el límite, el 4% en niveles óptimos y un 20% con niveles bajos.

Para el caso de los triglicéridos de los 51 niños se identificó, el porcentaje de niños con elevación de triglicéridos fue del 38% fuera de rango normal.

La evaluación de IMC registro al 42% de los niños dentro de parámetros normales, al 20% con sobrepeso y el 38% con obesidad de acuerdo a la medida antropométrica (Gráfica 1).

Gráfica No.1 Índice de masa corporal antes de la intervención

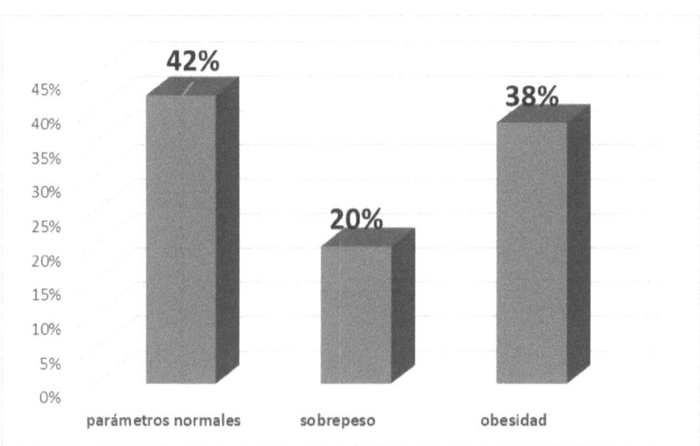

Fuente: Aplicación del cuestionario Varimax, marzo 2023

En la tabla 2, se puede identificar de manera positiva el antes y después de la intervención ya que se registró un crecimiento de talla de 4 cm en promedio; Por otro lado, se puede identificar un cambio significativo en la glicemia ya que, el promedio al iniciar este estudio fue de 87 mg/dl y después de la intervención contamos con un resultado del 85.0 mg/dl, es decir, bajo su nivel en promedio de 2 mg/dl esto se ve reflejado en la disminución de un riesgo de una enfermedad metabólica.

Tabla No.2 Distribución de la población estudiada por medidas antropométricas

	Semana 0	Semana 6
Medidas antropométricas	**Grupo de inicio (n=51)**	**Intervención (n=34)**
Peso	33.68 +- 9.46	33.14 +- 8.72*
Talla	134.49+- 7.52	138.06+- 7.51
IMC	18.33 +- 3.72	17.51 +- 3.40*

Fuente: Aplicación del cuestionario Varimax marzo 2023

Para el caso de la identificación del colesterol después de la intervención se encontrón los siguientes datos: donde se muestra la ventaja de la utilización de la intervención del entrenamiento de fuerza muscular para reducir grasa corporal en niños escolares con sobrepeso y obesidad; marcando una diferencia del valor inicial de 148 mg/dl de colesterol en promedio al iniciar el estudio y al finalizar bajo significativamente el valor del colesterol en los niños con la intervención.

Por otro lado, al realizar una comparación de valores al iniciar el estudio y después de la intervención del entrenamiento de fuerza muscular para reducir grasa corporal en niños escolares con sobrepeso y obesidad; en la siguiente gráfica se puede observar el cambio al pre y post intervención.

Gráfica No.2 Distribución de parámetros bioquímicos pre y post intervención

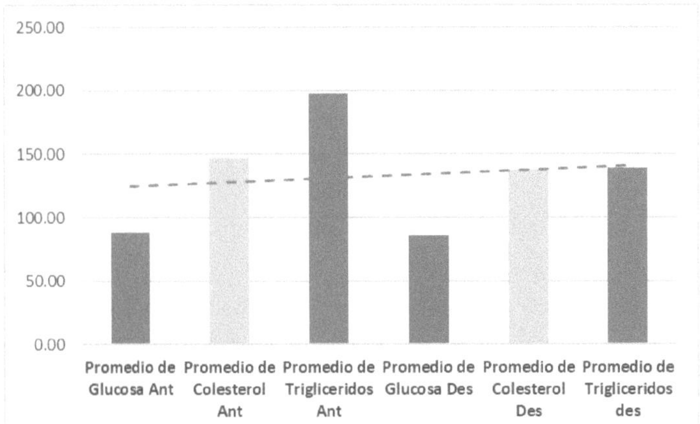

Fuente: Aplicación del cuestionario Varimax, marzo 2023

Está gráfica, muestra claramente que la intervención del entrenamiento de fuerza muscular para reducir grasa corporal en niños escolares con sobrepeso y obesidad; dio un resultado positivo debido a los cambios de los valores antropométricos y bioquímicos.

La significancia estadística de este estudio con respecto al colesterol es de 0.76 con una confiabilidad del 95%. Como se puede ver en el estudio realizado, se notaron cambios en los datos bioquímicos de la población de estudio; es decir que una intervención con entrenamiento de fuerza muscular puede reducir la grasa corporal en niños escolares con sobre peso y obesidad. (Tabla 3).

Tabla No.3 Media y desviación estándar de los parámetros bioquímicos

	Semana 0	Semana 6
Parámetros bioquímicos	Grupo de inicio (n=51)	Intervención (n=34)
Glucosa	87.00 +- 7.26	85.00 +- 7.32*
Triglicéridos	194.45.00 +- 21.61	138.94 +- 15.80
Colesterol	148 +- 85.06	137.50 +- 39.31*

Fuente: Aplicación del cuestionario Varimax, marzo 2023. * p≤ 0.05

Al realizar la comparación de datos con el instrumento de VARIMAX, se observa la disposición de parte de los niños que participaron en este estudio; incluyendo a la familia para encontrar motivación de parte de sus padres para que los niños se mantuvieran en movimiento; lo que se encontró positivo el apoyo y se puede comprobar con los resultados en el crecimiento, es decir, su talla y su baja de peso; pero más aún los cambios en sus valores antropométricos y bioquímicos; como se puede ver en la tabla No.4.

Los resultados encontrados en la intervención del instrumento de evaluación para evaluar la autoeficacia hacia la actividad física, podrían hacer cambios en los participantes en sus hábitos de condición física.

Tabla No. 4 Distribución de las variables dicotómicas en el instrumento VARIMAX

Instrumento VARIMAX						
	I		II		III	
Componente	Alternativas		Superación de		Expectativas de	
	positivas		Barreras		habilidad	
Yo creo que puedo:	% (n)	Total %	% (n)	Total %	% (n)	Total %
Hacer algo de actividad física después de la escuela la mayoría de los días entre semana	62.7 (32)	62.74	31.3 (16)	31.37	5.8 (3)	5.88
Hacer actividad física después de la escuela, aunque también vea TV o juegue videojuegos	58.2 (30)	58.82	25.4 (13)	25.49	15.6 (8)	15.68
Hacer ejercicio o deporte después de la escuela aunque mis amigos quieran que haga alguna otra cosa	58.8 (30)	58.82	19.6 (10)	19.60	21.5 (11)	21.56
Correr al menos 8 minutos sin parar	64.7 (33)	64.70	17.4 (9)	17.64	17.4 (9)	17.64
Hacer actividad física aunque haga calor o frío afuera	52.9 (27)	52.94	33.3 (17)	33.33	13.7 (7)	13.72
Hacer ejercicio, aunque me sienta cansado	35.2 (18)	35.29	39.2 (20)	39.21	25.4 (13)	25.49
Hacer actividad física, aunque tenga mucha tarea	45 (23)	45.09	23.5 (12)	23.52	31.3 (16)	31.37
Hacer actividad física, aunque me quede en casa	72.5 (37)	72.54	21.5 (11)	21.56	5.8 (3)	5.88
Hacer ejercicio o algún deporte, aunque mis amigos crean lo contrario	72.5 (37)	72.54	13.7 (7)	13.72	13.7 (7)	13.72
Hacer actividad física, aunque tenga otras clases en las tardes	62.7 (32)	62.74	11.7 (6)	11.76	25.4 (13)	25.49
Yo creo que:						
Tengo la habilidad necesaria para jugar el deporte que quiera o para hacer ejercicio	88.2 (45)	88.23	9.8 (5)	9.80	1.9 (1)	1.96

Fuente: Instrumento de evaluación para evaluar la autoeficacia hacia la actividad física 2023 (N=51)

Capítulo 4. Discusión

4.1 Discusión

Este proyecto, se realizó debido al incremento de niños en edad escolar que se observaban con obesidad y sobrepeso; donde se ven reflejados una mala alimentación, una vida sedentaria, la falta de espacios para realizar actividad física y, aunada a una pandemia donde se quedaron paralizadas las actividades fuera de casa.

Después de una revisión sistemática de documentos se encuentran estudios realizados en meta análisis en el año 2022 por Luis Diego Méndez Hernández y cols. Donde se evidencia que un plan de actividad física de 12 semanas tiene un mejor efecto en los niños con sobre peso y obesidad; es lo que registramos como referencia antes de iniciar esta investigación; en nuestro estudio que se realizó en 6 semanas podemos demostrar que si se encontraron cambios positivos en los niños con sobre peso y obesidad.(25)

Para el año 2022 Ema Gálvez y colaboradores, realizan un artículo titulado: Efectos de una planificación de ejercicio concurrente de 12 semanas en niños, niñas y adolescentes con sobrepeso y obesidad trabajo donde se muestran intervenciones similares a las planteadas en esta investigación; El resultado que se obtuvo fue el siguiente: El programa de ejercicio concurrente de 12 semanas demostró mejorar los valores antropométricos, función muscular y colesterol total en niños, niñas y adolescentes con sobrepeso y obesidad. (27)

En esta investigación, el programa de actividad física de 6 semanas 3 veces a la semana se llevó a cabo con apego por parte de los participantes mejorando su elasticidad, equilibrio, resistencia y fuerza muscular además de una disminución en el IMC después de la intervención.

El protocolo de ejercicio propuesto en la investigación generó buena adherencia (67%) y asistencia (76,64 ± 13,46 sesiones, en comparación con el proyecto en un 85% de los participantes concluyeron con el plan de ejercicios de fuerza muscular y el 15% restante opto por asistir a su clase, restándole importancia a la actividad física.

Aun con limitaciones en el estudio; no se cuenta con un plan y/o seguimiento del patrón nutricional de los participantes, lo cual, podría haber interferido en los resultados de la antropometría. Y, se ve reflejado en los resultados de perfil lipídico, control glicémico, en función del perfil lipídico solo muestran cambios significativos en el colesterol total -11,00 mg/dl RIC (-18,50 - 3,50) (P = 0,02), al analizar los datos del actual proyecto nos encontramos que en los parámetros bioquímicos se obtuvieron los siguientes resultados: la glicemia capilar disminuyo en un 3%, el colesterol en un 7.5% y los triglicéridos en un 28.87%; cabe mencionar que se encontró un 14% con desnutrición quienes post intervención obtuvieron ganancia ponderal. (27)

Sigue posicionándose el control nutricional como un pilar importante y aliado de la actividad física para obtener cambios significativos en la composición corporal y el control metabólico en los niños de 8 a 9 años en edad escolar y que asisten de manera regular a la escuela primaria.

4.2 Conclusiones

La intervención con entrenamiento de fuerza muscular podría reducir la grasa corporal en niños escolares con sobre peso y obesidad de la población intervenida.

Se formuló un plan de ejercicio de fuerza muscular para niños escolares que cursan tercer y cuarto año de primaria, que se realizó en coordinación con la profesora de educación física del plantel educativo.

Durante la evaluación de medias antropométricas se redujo el índice de masa corporal y peso. Donde con este tipo de estrategias se podría disminuir el riesgo de sobre peso y obesidad en niños escolares.

El entrenamiento de fuerza muscular en niños pudo reducir los parámetros de glucosa, colesterol y triglicéridos en niños escolares.

Por otro lado, el estudio encontró que el 29% de los niños con estilo de vida sedentario fueron identificados con las variables de obesidad y sobrepeso. Se asoció a que no realizan ninguna actividad física en casa ni fuera de ella.

4.3 Sugerencias

Es importante mencionar que para erradicar el sobrepeso y la obesidad se necesita trabajar en la alimentación, actividad física y apoyo familiar, siendo estas la base para prevenir, tratar y disminuir esta enfermedad no transmisible que puede desarrollar enfermedades crónico degenerativas a corto y mediano plazo.

La secretaria de salud y la secretaria de educación pública necesitan unirse y encontrar estrategias que puedan fortalecer la prevención de la obesidad y el sobre peso en la edad infantil, las escuelas deben promover buenos hábitos alimenticios en las cooperativas dentro de sus instalaciones y solicitar se amplié los horarios dedicados a la actividad física que contribuyan a mantener una condición saludable.

Se recomienda replicar este estudio con una población más extensa para poder definir los parámetros evaluados, se puede incluir variables que puedan darnos datos de enfermedades cardiovasculares, electrocardiograma, presión arterial y frecuencia cardiaca para identificar las comorbilidades de la población estudio.

Bibliografía

1.   Ferrer Arrocha M, Fernández Rodríguez C, González Pedroso MT. Factores de riesgo relacionados con el sobrepeso y la obesidad en niños de edad escolar. Rev Cubana Pediatr [Internet]. 2020;92(2):1–11. Available from: http://scielo.sld.cu/pdf/ped/v92n2/1561-3119-ped-92-02-e660.pdf

2.   Carrillo S, Salazar J, Rojas J, Chaparro Y, Anderson H, Reyna N, et al. Obesidad Infantil: Un problema de pequeños que se está volviendo grande. Rev Latinoam Hipertens. 2019;14(5):8.

3.   Arias-Rico J, Cortés-Cortés SM, Ramírez-Moreno E, Sánchez-Padilla ML, Jiménez-Sánchez RC, Saucedo-Molina T de J. Childhood obesity and its relation to cardiopulmonary indicators in Mexican school children. Aquichan. 2016;16(2):148–58.

4.   Medina Valdivia JL. Sobrepeso Y Obesidad Infantil En El Hospital Regional Moquegua. Rev la Fac Med Humana. 2019;19(2).

5.   Salazar Sánchez LM, Martínez NP, Díaz Palacios L, Estrada Orozco K. Prevalencia de sobrepeso, obesidad y factores de riesgo en una cohorte de escolares en Bogotá, Colombia. Pediatria (Santiago). 2020;53(1):5–13.

6.   Shamah LT, Cuevas NL, Romero MM, Gaona PEB, Gómez ALM, Mendoza AL, et al. Encuesta Nacional de Salud y Nutrición 2018-19. Resultados Nacionales [Internet]. Instituto Nacional de Salud Pública. 2020. 268 p. Available from: https://ensanut.insp.mx/encuestas/ensanut2018/informes.php

7.   Machado K, Gil P, Ramos I, Pírez C. Segundo Premio. Machado, K, Gil, P, Ramos, I, Pírez, C (2018) Segundo Premio, 89(Suplemento 1), 16–25 https//doi.org/1031134/AP89S12 [Internet]. 2018;89(Suplemento 1):16–25. Available from: http://dx.doi.org/10.31134/AP.89.S1.2

8.   Geymonat M, Girardi F, García M, Vecchio S, Pírez C. Consumo de bebidas en niños de cuarto año escolar y su relación con sobrepeso-obesidad. Arch Pediatr Urug. 2018;89(Suplemento 1):26–33.

9. Medina-Zacarías MC, Shamah-Levy T, Cuevas-Nasu L, Gómez-Humarán IM, Hernández-Cordero SL. Factores de riesgo asociados con sobrepeso y obesidad en adolescentes mexicanas. Salud Publica Mex. 2020;62(2):125–36.

10. Calderón García A, Marrodán Serrano MD, Villarino Marín A, Román Martínez Álvarez J. Assessment of nutritional status, and habits and food preferences in a child-youth population (7 to 16 years) of the community of madrid. Nutr Hosp. 2019;36(2):394–404.

11. Le-Cerf Paredes L, Valdés-Badilla P, Guzman Muñoz E. Efectos del entrenamiento de fuerza sobre la condición física en niños y niñas con sobrepeso y obesidad: una revisión sistemática (Effects of strength training on the fitness in boys and girls with overweight and obesity: a systematic review). Retos. 2021;43:233–42.

12. Pérez-Herrera A, Cruz-López M. Childhood obesity: Current situation in mexico. Nutr Hosp. 2019;36(2):463–9.

13. Omposition C, Isk CAR, Enrique BRH, Ranco MAB, Arvalho ISZAC, Arcia HUG. E 2 t r t m o a ' b c , c r , p f. 2018;00(00):1–11.

14. Fernández-García JC, Castillo-Rodríguez A, Onetti-Onetti W. Influence of overweight and obesity on strength in childhood. Nutr Hosp. 2019;36(5):1055–60.

15. Vicente Sanchez B, Garcia K, Saura C, González H. Sobrepeso y obesidad en niños. Rev Finlay [Internet]. 2017;8(1):80–4. Available from: http://scielo.sld.cu/scielo.php?script=sci_arttext&pid=S2221-24342018000100010

16. Norma Oficial Mexicana. Norma Oficial Mexicana NOM-043-SSA2-2012, Servicios básicos de salud. Promoción y educación para la salud en materia alimentaria. Criterios para brindar orientación. D Of la Fed. 2013;28.

17. NORMA OFICIAL MEXICANA NOR-008- SSA2. Instituto Nacional de Perinatología. 1994;1–18. Available from:

https://www.ucol.mx/content/cms/13/file/NOM/NOM_008_SSA2.pdf

18. Ximena RT, Francisco VM. Actividad física en la prevención y tratamiento de la obesidad infantil. Rev Médica Clínica Las Condes [Internet]. 2012;23(3):218–25. Available from: http://dx.doi.org/10.1016/S0716-8640(12)70304-8

19. Santi-León F. Educación: La importancia del desarrollo infantil y la educación inicial en un país en el cual no son obligatorios.//Education: The importance of child development and initial education in a country where they are not mandatory. Cienc Unemi. 2019;12(30):143–59.

20. Játiva Almeida JG, Paucar Morales AR, Carrillo Fernández SC. Programa de actividad física para niños y adolescentes con sobrepeso y obesidad post pandemia. Rev Cognosis. 2022;7(1):111–24.

21. Pérez-Vergara DM, Moscoso-García RF. El sobrepeso y obesidad en escolares versus eficiencia de clases de educación física. Rev Arbitr Interdiscip Koinonía. 2021;6(2):525.

22. Javier F, Díez A, Albillos JAR, Nieves G, Valero L. 08_Dislipemias. 2019;(1):125–40.

23. Barajas García L, Valdés Miramontes EH, Reyes Castillo Z, Enciso Ramírez MA. Prevalencia de síndrome metabólico en población infantil del Sur de Jalisco, México. J Behav Feed. 2022;2(1):8–16.

24. Ruiz IM, Miguel, Delgado-Fernández M, Delgado-Rico E, Folgoso CC, Verdejo-García A. Efecto del incremento de la actividad física sobre la condición física en un grupo de adolescentes con sobrepeso y/u obesidad Effect of increased physical activity on physical fitness in an overweight and/or obese group of adolescents. Sport TK. 2021;10(1):17–28.

25. Méndez-Hernández LD, Ramírez-Moreno E, Barrera-Gálvez R, Cabrera-Morales MDC, Reynoso-Vázquez J, Flores-Chávez OR, et al. Effects of Strength Training on Body Fat in Children and Adolescents with Overweight and Obesity: A Systematic Review with Meta-Analysis. Child (Basel,

Switzerland) [Internet]. 2022;9(7). Available from: http://www.ncbi.nlm.nih.gov/pubmed/35883978%0Ahttp://www.pubmedcentr al.nih.gov/articlerender.fcgi?artid=PMC9319224

26. Aristizabal HP, Blanco RM, Sanchez RA. Enfermería Universitaria El modelo de promoción de la salud de Nola Pender. Una reflexión en torno a su comprensión. Eneo-Unam. 2011;8(4):8.

27. Galvez-Mazuela E, Cifuentes-Silva E, González-Escalona F, Bueno-Buker D, Foster-Uribe P, Inostroza-Mondaca MA. Efectos de una planificación de ejercicio concurrente de 12 semanas en niños, niñas y adolescentes con sobrepeso y obesidad. Andes Pediatr. 2022;93(5):658.

Anexo "A" Operacionalización de variables

Variables Sociodemográficas

Variable	Tipo de variable	Definición conceptual	Definición operacional	Indicador
Edad Complementaria	Tiempo que ha vivido una persona	Número de años cumplidos	Nominal	Dato edad
Sexo	Condición Orgánica de genero	Característica fenotípica del participante	Nominal	1. Masculino 2. Femenino
Peso	Control	Es el volumen del cuerpo expresado en kilo.	Nominal	Kilogramos
Talla	Crecimiento	Altura de una persona desde los pies a la cabeza	Nominal	Centímetros

Variables de la Escala Varimax

Variables Bioquímicas	Definición conceptual	Definición operacional	Escala	Indicador
Glucemia	La glucemia es la medida de concentración de la glucosa en el plasma sanguíneo.	Nominal	Normal <100 Pre diabético 101-125 Diabético >125	Mg/Dl
Colesterol	Sustancia serosa que se encuentra en la sangre	Nominal	Aceptable <170 Limite alto 170-199 Elevado >200	Mg/dl
Triglicéridos	Grasa que se encuentra en la sangre (lípidos)	Nominal	Aceptable <150 Limite alto 150-200 Elevado >200	Mg/dl
Índice de masa corporal	Es un número que se calcula con base en el peso y la estatura de una persona.	Nominal	Bajo < 13.5 Normal 13.6 a 18.4 Sobrepeso 18.5 a 20.6 Obesidad ≥20.7	CM

Anexo "B" Intervención de fuerza muscular

Día 1	Plan de ejercicio físico			
Calentamiento 10-15 minutos				
	Semana	Series	Repeticiones	Descanso
Sentadilla	1-2	2	6-10	90 seg.
	3-4	3	8-12	60 seg.
	5-6	4	10-16	60 seg.
Plancha frontal (moviendo piernas)	1-2	2	6-8	90 seg.
	3-4	3	8-12	60 seg.
	5-6	4	12-16	60 seg.
Desplantes	1-2	2	6-8	90 seg.
	3-4	3	8-12	60 seg.
	5-6	4	12-16	60 seg.
Lagartijas	1-2	2	4-6	90 seg.
	3-4	3	4-6	60 seg.
	5-6	4	6-9	60 seg.
Plancha lateral (moviendo brazos)	1-2	2	6-8	90 seg.
	3-4	3	8-12	60 seg.
	5-6	4	12-16	60 seg.

Día 2	Plan de ejercicio físico			
Calentamiento 10-15 minutos				
	Semana	Series	Repeticiones	Descanso
Sentadilla con salto	1-2	2	4-6	90 seg.
	3-4	3	4-8	60 seg.
	5-6	4	6-10	60 seg.
Bir-dog	1-2	2	10-12	90 seg.
	3-4	3	10-12	60 seg.
	5-6	4	10-12	60 seg.
Hip- thrust	1-2	2	8-12	90 seg.
	3-4	3	10-14	60 seg.
	5-6	4	12-16	60 seg.
Lagartijas	1-2	2	4-6	90 seg.
	3-4	3	6-8	60 seg.
	5-6	4	6-10	60 seg.
Plancha frontal (moviendo brazos y piernas)	1-2	2	6-8	90 seg.
	3-4	3	8-12	60 seg.
	5-6	4	12-16	60 seg.

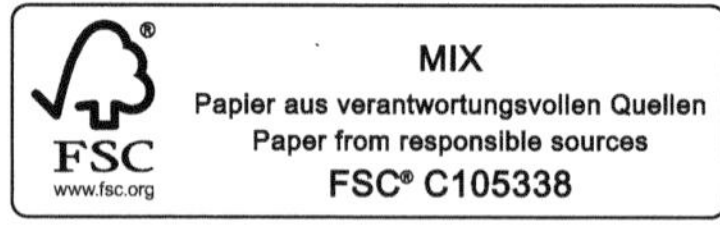

Printed by Books on Demand GmbH, Norderstedt / Germany